CONSIDÉRATIONS

SUR LE

MODE DE PROPAGATION

DU CHOLÉRA

ET SUR LES

MESURES PROPHYLACTIQUES APPLICABLES A CETTE MALADIE.

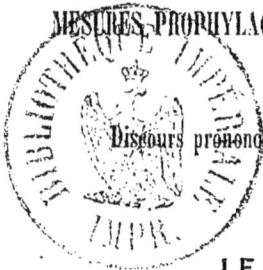

Discours prononcé à la Société de médecine de Strasbourg

PAR

LE Dr A. WILLEMIN

MÉDECIN INSPECTEUR-ADJOINT DES EAUX DE VICHY

Président sortant de la Société de médecine de Strasbourg

Membre du Conseil d'hygiène publique et de salubrité du Bas-Rhin

Chevalier de la Légion d'Honneur et de l'Ordre de Charles III d'Espagne

Officier de l'Ordre de Léopold de Belgique.

STRASBOURG

TYPOGRAPHIE DE G. SILBERMANN, PLACE SAINT-THOMAS, 3.

1866.

CONSIDÉRATIONS

SUR LE

MODE DE PROPAGATION

DU CHOLÉRA

ET SUR LES

MESURES PROPHYLACTIQUES APPLICABLES A CETTE MALADIE.

~~~~~~

Une double question a été portée devant la Société de médecine de Strasbourg (voy. le numéro du 31 janvier de la *Gazette médicale de Strasbourg*), l'une toute théorique, c'est la question si controversée du mode de propagation du choléra; l'autre pratique, c'est celle des mesures prophylactiques à prendre pour empêcher la diffusion de cette terrible maladie.

Sur le premier point, malgré toutes les difficultés qui entourent le problème, difficultés telles que l'Académie de médecine, l'Académie des sciences sont restées jusqu'ici dans une prudente réserve, l'auteur du travail que je viens d'indiquer est explicite: le choléra est une maladie contagieuse et n'est que cela; ceux qui ne partagent pas cet avis, « montrent une obstination coupable,... leur jugement est faux;... ils se paient de préjugés, de superstitions et aboutissent comme conséquence à une résignation inintelligente, à une impuissance absolue. » Pour ma part, après avoir eu la triste occasion d'observer deux épidémies de choléra très-meurtrières en 1848 et en 1850, pendant que je remplissais les fonctions de médecin sanitaire du gouver-

nement français en Égypte; après avoir étudié sans parti
pris et avec toute l'attention dont je suis capable, un nombre considérable de documents publiés sur ce sujet, j'avoue
ne point partager la conviction de mon confrère, et je ne
crois point pour cela mériter les accusations, heureusement peu sérieuses, qu'il formule contre ses antagonistes.

I.

L'on ne saurait, je crois, nier aujourd'hui que dans certaines conditions le choléra ne puisse se transmettre d'individu à individu; et c'est la négation trop absolue de ce
fait qui a amené une réaction excessive comme toujours,
et dont nous voyons une manifestation dans la note à la-
quelle je réponds. Ce sont surtout les médecins qui ont observé en dehors des grands foyers épidémiques, dans les
petites localités, qui sont arrivés à la conviction de la nature essentiellement contagieuse du choléra. Dans notre dé-
partement nous avons eu, l'automne dernier, un fait bien
frappant, propre à faire naître cette opinion, c'est celui de
Monswiller. Du même genre sont les faits de Péronne, cités
par M. Bucquoi à la Société médicale des hôpitaux de Paris
(séance du 8 novembre); dans cette petite ville il n'y avait
pas eu non plus trace de choléra; des nourrices vont chercher des nourrissons à Paris; de retour chez elles, elles ne
tardent pas à constituer de petits foyers, qui font quelques
victimes et s'éteignent rapidement sur place. Il semble que,
dans ces cas, la filiation de la contagion se touche du doigt;
de là les fortes convictions qui se sont manifestées dans ces
derniers temps.

Cependant il ne faudrait pas admettre à la légère et sans
contrôle toutes les assertions qui se sont produites dans ce
sens; en les scrutant avec soin, que de fois ne les trouve-t-on
as dénuées de fondement!

Ainsi pour Marseille, il est assez généralement reçu que la dernière épidémie y a été importée par les navires venus d'Alexandrie avec les pélerins de la Mecque. Or dans une intéressante *Étude sur le choléra de Marseille*, p. 19, MM. Laugier et Ollive nous apprennent que ces bâtiments sont arrivés du 9 au 20 juin, et le premier cas officiel de mort par le choléra est du 23 juillet; il est vrai que nos confrères parlent de quelques cas constatés par des médecins et non déclarés, dès la seconde quinzaine de juin. Mais il ne paraît pas que la mortalité de ce mois ait été augmentée; pour juillet nous ne trouvons que 73 morts de plus que l'année précédente (1011-938), tandis qu'au mois d'août la différence en plus est de 620 et en septembre de 1330. D'ailleurs il n'est pas dit qu'aucun des pélerins débarqués à Marseille ait été atteint de choléra, et la transmissibilité de la maladie par les effets, par les marchandises est loin d'être démontrée. Telle était la conclusion de Double[1] dans son remarquable rapport à l'Académie de médecine en 1831, et rien ne nous autorise à émettre un avis opposé.

Si nous passons à la Guadeloupe, où jamais le choléra n'avait paru avant 1865, remplacé qu'il est aux Antilles par un autre fléau endémique, comment la maladie y a-t-elle été apportée? Cela semblait ne faire aucun doute: un navire de Bordeaux, la *Sainte-Marie*, avait perdu un de ses matelots du choléra; son linge avait été lavé par une blanchisseuse de la Pointe-à-Pitre; cette malheureuse femme contracta ainsi la maladie, qui se transmit rapidement par toute l'île. Ce mode de propagation, tout à fait analogue à celui des petites localités restées indemnes jusqu'à l'arrivée

---

[1] *Rapport sur le choléra-morbus*, juillet 1831, p. 143 : « Nulle part nous n'avons vu articuler de fait positif qui prouve que réellement le choléra se soit communiqué par le transport des marchandises. »

d'un cholérique donné, devait satisfaire complétement les contagionistes. Malheureusement pour eux, ce cholérique mort à bord n'avait jamais existé; un matelot avait succombé de la fièvre typhoïde onze jours avant l'arrivée à la Pointe-à-Pitre. — C'était, direz-vous, un cas de choléra dissimulé; et le lavage du linge suivi de l'apparition du fléau dans l'île est un témoignage accablant. — Nullement, vu que les effets du mort n'ont été livrés à aucune blanchisseuse de la Guadeloupe[1]; après avoir été déposés au bureau de l'inscription maritime, ils ont été réexportés tels quels pour France; c'est ce qui résulte du rapport du chef du service maritime, imprimé dans le journal officiel de la Guadeloupe[2].

Mais de Marseille n'était-il pas arrivé quelque bâtiment suspect? Oui, la *Virginie* avait quitté ce port le 3 septembre en plein choléra, et avait abordé à la Pointe-à-Pitre le 9 octobre. Pendant ces trente-six jours, la santé n'avait cessé d'être parfaite à bord : une quinzaine d'hommes composaient l'équipage; point de passagers; pour cargaison, des pâtes, du beurre, du vin, du sucre. Or l'épidémie a commencé à la Guadeloupe le 22 octobre, treize jours après l'arrivée du bâtiment, pendant qu'on le déchargeait, circonstance qui, d'après ce que nous avons dit plus haut, n'aurait pas l'importance que les contagionistes lui attribuent. « Mais des arrivages analogues ont eu lieu à la Martinique, à la Guyane, à l'île Saint-Thomas, sans que la santé publique ait été trou-

---

[1] Ce fait rappelle celui que Magendie a cité dans ses *Leçons sur le choléra*, faites au Collége de France, 1832 (p. 268). A Sunderland, après l'arrivée d'un navire de Hambourg, l'épidémie devait avoir débuté par une blanchisseuse qui aurait lavé les effets d'un cholérique. Vérification faite, au lieu de la blanchisseuse c'est une vieille femme qui est morte dans une maison voisine de celle où habitait une blanchisseuse... Que de faits pareils ne trouverait-on pas dans les innombrables relations relatives au choléra !

[2] Voy. le *Constitutionnel* du 14 janvier 1866.

blée[1].» Ajoutons que depuis le 22 octobre, début de l'épidémie, il n'y eut aucun décès à bord d'aucun des navires en rade. Aussi l'honorable docteur Lherminier, dans sa lettre communiquée à l'Académie de médecine par M. Fée, affirme-t-il que le choléra n'a pas été importé à la Guadeloupe; selon lui, il aurait pris naissance dans les quartiers bas et humides de la ville; nous verrons plus loin si cette hypothèse est la plus probable.

Quant à tous les faits cités par les contagionistes, de maladie contractée par le contact d'un individu à l'autre, ou même pour avoir ouvert un colis, une lettre provenant d'un pays infecté, est-il encore besoin de faire observer qu'ils n'ont absolument aucune valeur lorsqu'ils se passent dans un milieu en proie à l'épidémie? Tel le fait des employés de la poste aux lettres à Marseille, tel celui de cette mère et de sa fille, citées par M. Ménécier, mortes *après* avoir ouvert un colis reçu d'Alexandrie : est-ce pour l'avoir ouvert?

II.

Quels sont donc les arguments sur lesquels s'appuie l'opinion de ceux qui, sans nier la possibilité de la transmission, admettent qu'il doit exister un autre mode de propagation du fléau indien, mode plus général, plus rapide dans ses effets que le premier?

Ce sont les cas très-nombreux où la maladie envahit subitement, sans prodromes, sur différents points à la fois, une ville, une agglomération d'hommes, telle qu'un corps d'armée; c'est le fait si souvent observé d'individus en contact direct et prolongé avec des cholériques, tels les médecins, les infirmiers, et qui ne gagnent point la maladie, tandis qu'elle frappe des personnes qui n'ont eu aucun

---

[1] *Union médicale*, 12 décembre 1865, p. 479.

rapport avec les premières; ce sont encore les nombreux exemples de localités voisines d'un lieu infecté, restant indemnes, tandis que le mal se propage à de grandes distances.

Voici quelques faits qui me semblent établir jusqu'à l'évidence la justesse de ces assertions.

« Dès son apparition à Revel, disent MM. Gérardin et Gaimard, chargés d'une mission en Russie[1], la maladie a éclaté sur les points les plus opposés de la ville; il a été impossible d'établir la ligne de communication suivie par le choléra pour atteindre des lieux aussi distants les uns des autres. » D'après une lettre émanée du Conseil des médecins d'Astracan[2], « l'épidémie se manifesta *très-rapidement et simultanément* dans plusieurs endroits de la ville, sans que ces endroits aient pu avoir de communication avec les malades.» A Breslau, bien qu'on eût établi aux limites de la province une quarantaine de vingt jours, et que celle-ci eût été maintenue avec une rigueur qui peut servir de modèle, une femme est frappée de choléra; « on obtint la certitude qu'elle n'avait eu aucune communication avec des étrangers ou des effets suspects ;... les jours suivants, plusieurs personnes tombent malades sur les points les plus opposés de la ville[3]. »

En 1829, à l'Ile-de-France, Double nous apprend[4] que « la maladie éclata soudainement dans les différents quartiers de Port-Louis ;... elle ne se montra ni plus promptement ni plus violemment dans les environs du campement (de l'équipage de la *Topaze*, frégate anglaise où le choléra s'était

---

[1] *Du choléra en Russie, en Prusse et en Autriche, en 1831 et 1832*, p. 9.

[2] Gérardin et Gaimard, ouvr. cité, p. 67.

[3] *Ibid.*, p. 75.

[4] *Rapport sur le choléra*, 1831, p. 91.

déclaré) qu'ailleurs ; et les médecins ont positivement remarqué qu'elle attaquait un grand nombre d'individus qui
n'avait de commun entre eux que l'air qu'ils respiraient. »

Dans son Rapport sur l'épidémie de Paris [1] cet habile observateur établit que « les cas de choléra se sont soudainement montrés en grand nombre, dans un quartier moins que
tout autre en communication avec les étrangers.... Il a saisi
tout d'abord les classes mal logées, mal vêtues, mal nour-
ries.... Il n'y avait le plus souvent qu'un seul malade dans
une même famille. »

M. Bouillaud, qui qualifie lui de superstition la croyance
à l'importation, fait remarquer également [2] que : « les premiers points où la maladie s'est déclarée, sont précisément
les lieux qui ont le moins de communication avec les personnes ou les objets venant de contrées infectées ; » et le
savant professeur conclut quelques pages plus loin : « On
peut affirmer que le principe cholérigène n'a pas été importé. » Dans ses leçons sur le choléra [3] Magendie signale
également « le développement subit et simultané de l'épidémie dans tous les quartiers de la capitale » comme un
fait entièrement inexplicable pour les contagionistes dont il
combat l'opinion.

Dans un remarquable travail sur le choléra [4], Dalmas ob-
jectait aussi à la doctrine de la contagion : « comment les
miasmes engendrés à un bout de Paris, seraient-ils assez
puissants pour aller frapper à l'extrémité opposée un homme
d'ailleurs étranger au premier, et en même temps assez
faibles pour épargner les amis, les gardiens ou les voisins

---

[1] *Rapport à l'Académie de médecine*, mai 1832, p. 2.

[2] *Traité pratique, théorique et statistique du choléra-morbus de Paris*, 1832, p. 203.

[3] *Leçons faites au Collège de France*, 1832, p. 263.

[4] *Dictionnaire de médecine* en 30 vol., t. VII, p. 480.

du malade? Il y a ici une contradiction qui n'est pas possible dans les faits. »

La même observation a été répétée en 1849 et en 1854 par un administrateur dont tout le monde reconnaît la haute capacité, M. Blondel, à qui l'on doit d'excellents Rapports sur ces deux épidémies[1]; il en résulte que la maladie n'a pas débuté sur un point, pour irradier de là dans différentes directions; elle a éclaté presque instantanément sur tous les points de la ville.

---

[1] Le premier rapport est relatif aux épidémies de 1832 et de 1849. On y lit à la p. 161 : « Ce travail autorise à conclure.... que la cause inconnue qui préside au développement du choléra détermine, suivant les circonstances, ou des cas de maladie isolée, ou une invasion épidémique; qu'elle peut agir presque instantanément sur tous les points d'une ville aussi grande que Paris, ou se circonscrire sur un seul;.... qu'une fois déclarée dans une demeure particulière, l'action cholérique étend son influence sur tous ceux qui habitent le même lieu, sans distinction de contact plus ou moins fréquent qu'on peut avoir avec les personnes déjà atteintes;.... qu'enfin rien dans sa marche ni dans son développement n'indique que le choléra se propage de proche en proche, pas plus que d'individu à individu. »

Le deuxième rapport est relatif à l'épidémie de 1853-1854. En recherchant les analogies des trois invasions de 1832, 1849 et 1854, M. Blondel dit, p. 121 : « Parmi les analogies, la première, la plus frappante . .. est la *similitude d'action du fléau*, *à chacune de ses phases, sur tous les points de la ville, à l'égard de toutes les classes de personnes;* similitude telle que la même date, presque les mêmes heures, marquent le commencement, le maximum d'effet et la décroissance de chacune de ses périodes, pour tous les quartiers comme pour toutes les catégories d'habitants..... Point capital, ce me semble; car il éclaire sur le mode de propagation du mal; il écarte la supposition de la transmission du choléra d'individu à individu par l'unique voie de la contagion, et ne permet de chercher l'explication du développement épidémique que dans l'existence d'un agent extérieur dont la connaissance nous échappe. »

«Aux trois épidémies de Paris, dit M. Foissac dans un récent et remarquable écrit[1], l'invasion eut lieu presque en même temps sur tous les points ; le mal frappa simultanément des personnes n'ayant aucune relation entre elles. A quelques jours de distance, il se répandit dans tous les quartiers, comprenant dans ses attaques la population civile, celle des hôpitaux et l'effectif de la garnison. Cette marche ne décèle-t-elle pas une transmission par l'intermédiaire de l'air?» Plus loin, p. 64, l'auteur, qui admet pourtant la transmissibilité par contagion, ajoute : « dans l'épidémie récente, un grand nombre de voyageurs de Madrid, de Marseille, de Toulon sont venus à Paris : ont-ils propagé le mal dans les riches quartiers qu'ils habitent ordinairement? Non; il s'est manifesté presque exclusivement dans les deux premières semaines à Puteaux, à Montmartre, à Batignolles, à La Chapelle et dans la population ouvrière, qui n'avait ni voyagé ni fréquenté des étrangers. » Le choléra, dit M. Daremberg[2], a éclaté à Paris « à la suite d'un ou de deux émigrants de Marseille. » Le savant professeur ne donne aucun renseignement sur ce ou ces malheureux porteurs du germe infectieux, que je n'ai vu désigner nulle part.

C'est ainsi également, en petit, que le choléra a fait irruption soudaine dans une petite ville des Vosges, à Raon-l'Étape, tandis que tout le pays voisin était exempt d'épidémie; le 25 novembre il éclate à la fois dans plusieurs maisons distantes les unes des autres; aucun des individus atteints n'avait quitté la ville depuis des années, et n'avait eu

---

[1] *Les trois fléaux, choléra, fièvre jaune et peste*. Paris 1865, p. 63. Ce travail, très-riche en faits, me semble être l'un des documents nouveaux les plus dignes d'être consultés sur la question qui nous occupe.

[2] *Du choléra* (*Journal des Débats*, 9 février 1866).

de contact avec des personnes venues de pays infecté[1]. C'est ce qui résulte des renseignements qu'a bien voulu me fournir M. Briguel, envoyé par la Faculté de médecine, avec un autre étudiant, M. Castex, pour donner des soins aux cholériques. Dès le 26, on enregistre toute une série de morts; en douze jours, on compte dans cette petite localité 102 attaques et 43 décès. Je ferai remarquer incidemment que la portion de la ville qui se nomme la Neuve-Ville n'est séparée que par la rivière de la partie où le choléra a éclaté; elle n'a cessé de communiquer avec cette dernière; pas un cas de choléra ne s'y est montré.

Mais si nous consultons les relations des terribles ravages que la maladie a faits dans l'Inde, notamment en 1817, c'est là que nous trouvons des exemples frappants de cette soudaineté, cette simultanéité d'action sur un trop grand nombre d'individus à la fois, pour qu'il soit encore possible d'admettre que la transmission se soit opérée d'un individu à l'autre.

Je citerai entre autres ce fait qui a été souvent reproduit et qui est dû à un médecin anglais de grand mérite, Annesley[2]. Le 9 novembre le choléra surprend, sur la rive droite du Bétoah, l'armée anglaise composée de 10,000 Européens et de 80,000 indigènes, en moissonne 20,000 en six jours; l'armée terrifiée prend à peine le temps d'enterrer ses

[1] On a voulu rapporter l'origine de cette petite épidémie à un marchand de vins qui avait passé les mois d'août et de septembre dans le Midi à acheter des vins; il avait séjourné dans des villes contaminées. A son retour à Raon, il avait eu de la diarrhée et des vomissements; son médecin n'a pas regardé ces accidents comme se rapportant au choléra; toujours est-il qu'ils avaient cessé depuis un mois, lorsque le 25 novembre les premiers cas de choléra ont éclaté.

[2] James Annesley, *Treatise on the epidemic cholera of India*, 2e édit., 1820.

morts, change ses cantonnements, passe sur la rive gauche
de la rivière et la maladie s'éteint subitement. Pour tout
esprit non prévenu, le fait de cette masse considérable
d'hommes frappés à la fois exclura l'idée de la propagation
d'individu à individu.

L'épidémie dont j'ai été témoin en 1848 dans la Basse-Égypte
a donné lieu à une observation semblable. On a prétendu
qu'elle avait été importée par une troupe de noirs descen-
dus de la Haute-Égypte, où il n'y avait pas et où il n'y a
pas eu de choléra; il a été facile de reconnaître combien
cette allégation était peu fondée. On ne pouvait cette fois
incriminer les pélerins de la Mecque où l'épidémie ne s'était
pas montrée; d'ailleurs leur retour avait eu lieu dès le mois
de février, et c'est le 15 juillet que le fléau éclata. Or il pa-
rut presque en même temps à Boulac, le port du Caire, à
Tantah (au centre du Delta), à Damiette, à Rosette et à
Alexandrie; on a porté à 20,000 le chiffre des victimes qu'il
a faites. Cette rapidité de propagation est presque compa-
rable à celle d'une traînée de poudre que l'on enflamme.
Est-ce ainsi que les choses se passent dans les cas où la maladie a paru se transmettre d'individu à individu? Non-seulement ici il n'y a pas d'incubation, mais le temps matériel
ne paraît plus suffire pour le transport d'un lieu à l'autre,
de l'individu porteur du germe morbifique.

On a nié la valeur des faits négatifs; ils ont néanmoins
leur importance, par la comparaison de leurs circonstances
principales avec celles des faits qui se passent dans les maladies franchement contagieuses. Ainsi la plupart des obser-
vateurs ont été frappés du peu de victimes que le choléra a
faites parmi les médecins, ou parmi ceux qui se trouvent
en un contact prolongé avec les cholériques.

Le docteur James Jameson, secrétaire du Conseil médical
de Calcutta, rapporte que « sur deux cent cinquante à trois
cents médecins qui ont suivi la maladie pendant toute sa

force, trois seulement ont été attaqués et un a succombé.
Les autorités médicales restèrent pendant quelque temps
nuit et jour dans les hôpitaux, et aucun des membres ne
fut pris du choléra. Annesley, durant cinq années consé-
cutives qu'il a éte chargé du service médical à l'hôpital de
Madras, avait là un mouvement continuel dont le nombre
moyen était de 170 à 200 malades par jour. Toutes les
salles étaient ouvertes et communiquaient entre elles ; on
y amenait journellement un grand nombre de cholériques ;
quoique tous les malades fussent indifféremment dispersés
dans l'hôpital, Annesley n'a pas vu plus de 6 à 7 cas de
choléra développés dans l'intérieur de l'établissement pendant une période de cinq années[1]. »

Pour l'épidémie de 1832, à Paris, M. Foy[2] établit que
« les médecins, les élèves, les sœurs, les infirmiers n'ont
pas été, toutes proportions égales d'ailleurs, attaqués en
plus grand nombre que les personnes étrangères aux malades. » Dans la dernière épidémie, le corps médical de la
capitale n'a compté que de rares victimes.

Parmi les faits nombreux qui montrent des localités voisines épargnées par le fléau, pendant qu'il se propage à
d'autres bien plus éloignées, l'un des plus frappants est
celui de l'introduction du choléra à Vienne. Il n'a fait qu'un
bond, pour ainsi dire, depuis la Hongrie jusque dans l'intérieur de cette ville, en respectant toutes les localités intermédiaires[3].

Lorsqu'en 1817, le choléra envahit Jessore, un grand
nombre de districts, éloignés les uns des autres, ont été atteints simultanément ou à de très-courts intervalles, lorsque
d'autres, plus voisins, étaient respectés. « Ici donc, ajoute

---

[1] *Rapport sur le choléra*, par Double, 1831, p. 96.
[2] *Histoire médicale du choléra de Paris*, 1832, p. 164.
[3] Gérardin et Gaimard, *o. c.*, p. 93.

Double[1], la maladie ne s'est étendue par aucun des moyens de transmission successive, et il faut admettre, sans possibilité de contradiction, qu'elle s'est établie primitivement sous l'action de causes générales, occultes, c'est-à-dire par voie épidémique.» Les choses se sont passées de même pour Orenbourg et ses environs. Double cite bien des faits analogues, ainsi que MM. Gérardin et Gaimard ; et il importe de remarquer que plusieurs de ces lieux intermédiaires, épargnés d'abord, ont été attaqués dans une épidémie subséquente.

Un argument que l'on a fait valoir en faveur de la contagion pure, a consisté à dire qu'à son entrée en Europe, en 1830, le choléra a suivi depuis Astracan la rive droite du Volga, et que de là, ses progrès ont eu lieu constamment le long des routes. Peut-on voir là une preuve en faveur de la contagion? Mais dans des contrées à peine peuplées, il ne peut évidemment y avoir de cholériques que là où il y a des hommes. Il ne saurait y avoir d'épidémie dans le désert, comme le fait encore sagement observer Dalmas. Qui vous dit que la cause morbifique n'a point passé ailleurs? S'il y avait propagation par contact, «le choléra, selon Magendie[2], n'aurait pas mis quinze ans à venir jusqu'à nous; les communications entre l'Inde et l'Europe sont trop fréquentes.» Est-il vrai d'ailleurs que depuis l'épidémie indienne de 1817, le choléra ait suivi une marche progressive, régulière, du sud au nord et de l'est à l'ouest? Nullement. La vérité est que sa marche a été bizarre, capricieuse; qu'il s'est porté dans un sens pour revenir quelquefois sur ses pas et agir dans une direction opposée; qu'il s'est enfin propagé dans tous les sens, aussi bien vers l'extrême Orient en Chine qu'à l'ouest en Perse et en Arabie, au sud à Cey-

---

[1] Premier Rapport, p. 83.
[2] Ouvr. cité, p. 361.

lan, Sumatra, Maurice, qu'au nord pour pénétrer finale-
ment en Europe.

III.

En présence des faits précédemment rapportés, dont il
serait aisé d'augmenter l'énumération, on ne peut plus
songer à la transmission du mal d'individu à individu. D'une
part, le sujet, le premier malade fait défaut, et d'autre part
surtout, la diffusion est bien trop rapide, subite, elle s'opère
à la fois sur un bien trop grand nombre d'individus, séparés
souvent par d'assez grandes distances, pour que l'hypothèse
de la contagion puisse encore se soutenir. On est donc conduit à admettre que l'épidémie a pris naissance spontanément
dans la localité, ou qu'elle y a été produite par l'atmosphère
chargée de principes infectieux, émanés soit des centres pri-
mitifs, soit des foyers successivement créés par la diffusion
de ces principes. Or jamais en Europe, jamais en Afrique ni
en Amérique, on n'a vu de choléra autochtone; chaque contrée a ses maladies endémiques et épidémiques propres.
Pour expliquer l'irruption subite du choléra dans une localité
où il n'a jamais pris naissance et où aucun individu ne l'a
importé, il ne reste d'autre mode de propagation possible
que la contamination par l'atmosphère.

Cette hypothèse est-elle aussi inadmissible, aussi « bur-
lesque » qu'a bien voulu le dire M. Eissen ?

Voici ce que dit à ce sujet l'illustre Larrey [1] : « Il est bien
difficile de prévenir et d'arrêter la marche de ces épidémies effrayantes, que des effluves délétères, exhalés de
lieux infects ou marécageux, et sous l'action d'une tempé-
rature très-élevée, produisent d'abord, que *des vents favo-*
rables à leur expansion et une continuation souvent non

---

[1] *Mémoire sur le choléra*, 1831, p. 6.

interrompue d'exhalaisons méphitiques alimentent ensuite dans leur cours rapide.» Plus loin, il donne des conseils basés sur la supposition que «les causes générales du choléra sont *atmosphériques et locales*.» Double, dont on ne saurait trop méditer le judicieux Rapport, exprime à cet égard l'opinion suivante[1] : «Il semble assez constant que le choléra, surtout depuis qu'il a été transplanté en Europe, s'est communiqué dans certains cas, à l'aide des foyers d'émanation, au sein desquels la maladie s'était comme concentrée. Il n'est pas moins constant que le choléra, à la manière de toutes les grandes épidémies, s'est le plus souvent étendu, multiplié sous l'influence de causes générales occultes, probablement répandues dans l'atmosphère.»

Notre savant collègue, le professeur Rameaux, dont personne ne contestera l'autorité en pareille matière, a fait la déclaration suivante devant la Société de médecine. S'appuyant sur des faits analogues, incontestables, de dispersion par les vents, de corpuscules de différente nature, il admettait parfaitement que des germes cholériques «fussent transportés à mille lieues, si l'on veut, du foyer d'où ils émanent.» L'argument du choléra qui aurait marché à contre-mousson, a été annihilé par cette considération que les courants supérieurs vont précisément en sens contraire de ceux à ras de terre. Les nuées cholériques ne sont donc pas une impossibilité.

Pendant mon séjour au Caire au mois de juillet 1848, en plein choléra, j'ai été frappé d'un phénomène singulier et que j'ai constaté à plusieurs reprises. A cette époque de l'année le ciel présente toute la journée, avant comme après le coucher du soleil, une constante sérénité, sans le moindre nuage. Pendant l'épidémie, on aperçut le soir à l'horizon un brouillard de teinte fauve (reflétant les rayons du soleil

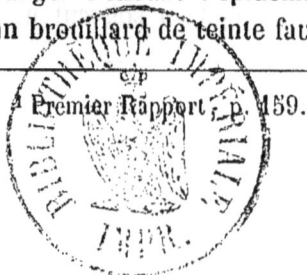

couchant) et tellement extraordinaire qu'il avait frappé tout
le monde, et que le peuple égyptien, voyant là un rapport
de cause à effet, ne désigne pas le choléra autrement que
sous le nom de *Haoua asphal*, air jaune. Il y a plus; les médecins du pays, jugeant d'après l'intensité moindre ou plus
grande du brouillard, prédisaient que pendant la nuit le
fléau atteindrait moins ou plus de personnes que la veille,
et j'ai pu vérifier plusieurs fois la justesse de leur pronos-
tic. Je me borne à constater le fait; mon temps étant entièrement occupé par les soins à donner à cette malheureuse
population décimée par le fléau, je n'ai entrepris aucune
recherche sur les qualités de « cette atmosphère lourde,
chaude, douée de je ne sais quelle influence malfaisante,
disais-je dans mon rapport à l'Académie de médecine; il
n'était personne qui n'en ressentît les pénibles effets [1]. »
Toujours est-il qu'il y avait dans cette humidité insolite, des
conditions favorables au développement des vibrions dont
Thomson nous a montré la présence en si grand nombre
dans l'air qui entoure les cholériques.

Comment ne pas admettre que pendant l'épidémie il existe
une altération des qualités de l'atmosphère? La cause épidémique agit en effet non-seulement sur l'homme, mais sur
une multitude d'animaux d'espèces différentes. Dans l'épidémie de 1818, aux Indes, beaucoup de chameaux et de chè-
vres périrent de la diarrhée; ailleurs on observa une grande
mortalité parmi les chiens et les bêtes à cornes [2]. Voici ce
que dit Dalmas dans l'excellent travail que nous avons cité [3].
« Ce sont surtout les bestiaux, les bêtes à cornes qui ont
souffert; mais les chevaux, les chameaux, les animaux de
basse-cour, les poissons et même les oiseaux n'ont pas été

---

[1] Voy. *Bulletin général de thérapeutique*, 30 oct. 1848, p. 338.
[2] Double, *op. c.*, p. 86.
[3] *Dictionnaire de médecine* en 30 vol., t. VII, p. 486.

épargnés. En Asie, comme en Europe, on a constaté de nombreux faits de ce genre. A Taganrog, le docteur Dobrodjeff a remarqué sur les chiens et les volailles des accidents cholériformes. En Pologne, nous avions recueilli des renseignements analogues. Ailleurs on a également noté une mortalité considérable sur les poulets. »

En 1854, M. Dausse, aujourd'hui membre de l'Institut, informait l'Académie des sciences que pendant le choléra qui a régné plus de deux mois à Grenoble, on n'y a pas vu une hirondelle. Ces oiseaux avaient émigré à l'approche du fléau et ont reparu quand il a cessé d'être. M. A. Latour a fait une observation analogue l'automne dernier à Paris[1]. Certaines plantes ont même été atteintes d'une maladie nouvelle, ce qui a provoqué de la part du spirituel rédacteur en chef de l'*Union médicale* cette plaisante question, si c'était aussi une poire ou une pomme voyageuse qui avait contaminé celles de son jardin? D'après les Indous, les troncs des bambous pourrissent sur pied et tombent lorsque le choléra se déclare dans le voisinage. Les recherches faites sur l'ozone, et dont Strasbourg s'honore d'avoir fourni sa part, ont donné lieu à des observations qui toutes, il est vrai, ne concordent pas. Ces inconnues appellent des analyses, des investigations nouvelles, analogues à celles dont les médecins de l'hôpital Saint-Thomas à Londres ont donné l'exemple.

IV.

Si l'on est conduit par l'examen des faits à admettre la contamination à grande distance par la voie de l'atmosphère altérée, il semble tout aussi nécessaire de reconnaître, pour déterminer l'irruption de la maladie dans telle ou telle contrée, les influences locales.

---

[1] *Union médicale*, 7 octobre 1865.

Comment comprendre autrement, parmi les faits que nous avons cités, celui de cette terrible épidémie qui en six jours enleva 20,000 hommes à l'armée anglaise des Indes, et qui cessa subitement dès que les troupes eurent passé de la rive droite sur la rive gauche du Bétoah? Pour M. Eissen, il prouverait seulement « de la manière la plus évidente » que les 70,000 survivants ont dû leur salut à leur éloignement subit des émanations pestilentielles des évacuations cholériques. Notre confrère admettrait donc que chez ces milliers de cholériques à tout degré, parmi lesquels un grand nombre sans doute venait tout récemment d'être atteint par le fléau, les déjections ont subitement cessé de présenter aucun danger du moment où ils ont traversé la rivière !

Dans une caserne d'Anvers, dit M. de Kerkhove[1], vingt-sept hommes furent attaqués de la maladie dans la nuit du 23 au 24 septembre. « La caserne fut immédiatement évacuée, et le bataillon logé chez les habitants d'un village à une lieue et demie de la ville; la maladie ne se communiqua à aucun d'entre eux. Le bataillon eut encore quelques cas de choléra, qui avaient indubitablement pris naissance à Anvers, mais dès lors il fut tout à fait délivré de l'épidémie.»

Comment expliquer cet autre fait dû également à Annesley[2]. «Un détachement de 90 hommes du 26e régiment de naturels étant en marche pour le camp de Sangar, au nord-ouest de Calcutta, fait halte à mi-chemin, sur les bords d'un lac, situé dans une plaine entourée de collines agréablement boisées. A minuit, un premier malade, frappé du choléra, meurt en une demi-heure. Avant le lever du soleil, 24 hommes sont atteints. On transporte les malades à Sangar, à six milles de là; 5 meurent avant l'arrivée, les

---

[1] *Considérations sur la nature et le traitement du choléra.* Anvers 1833, p. 28.

[2] Double, ouvr. cité, p. 100.

autres sont mourants; une semaine s'écoule à peine, le
reste du détachement est à l'hôpital. Eh bien! ces hommes
mêlés aux troupes du camp ne leur communiquent pas l'infection; parmi celles-ci on ne compte pas un seul malade. »

Dans l'hypothèse même des contagionistes, pourquoi la
maladie a-t-elle seulement éclaté dernièrement à la Guadeloupe, après l'arrivée du navire la *Virginie* (cause de la
contamination suivant eux, malgré la santé parfaite de l'équipage pendant les trente-six jours de traversée), quand des
arrivages analogues ont eu lieu dans les îles voisines sans
que la santé publique s'en soit ressentie. Pourquoi à Raon-
l'Étape la Meurthe a-t-elle servi de barrière à l'épidémie,
quand les deux moitiés de la ville n'ont cessé de communiquer?

Est-ce une question de salubrité moindre qui peut rendre
compte de ces faits? Nullement. Thérapia, l'oasis diploma-
tique des rives du Bosphore, qui semble réunir toutes les
conditions de salubrité désirable, a été décimé par le fléau.
Dans mon rapport sur le choléra d'Égypte j'ai cité un fait
du même genre. La petite ville de Boulac se compose de
deux parties distinctes, bien qu'elles ne soient séparées par
aucune ligne précise de démarcation. La première est formée
d'habitations, sinon splendides, du moins assez vastes, es-
pacées et entourées de jardins. La seconde renferme de
chétives demeures, serrées les unes contre les autres,
étroites, habitées par le pauvre peuple; c'est là que se
trouve le Bazar, quartier sombre et fétide par excellence.
Or c'est la première moitié, la partie septentrionale de la
ville, qui a été exclusivement ravagée par l'épidémie, la
seconde a été épargnée; et je fais observer que les deux
parties n'ont cessé de communiquer librement entre elles.
Le même fait s'est reproduit au Caire, et il a encore été noté
pour l'épidémie de 1850.

Il n'est personne qui ne connaisse ces faits d'un côté

d'une rue seul atteint, tandis que l'autre reste exempt de
maladie, de Lyon épargné sur le trajet de Marseille à Paris,
de Versailles restant indemne à côté de la capitale, tandis
que Saint-Germain, Meudon etc. ont payé leur tribut à l'épidémie. « En 1849 et en 1854, dit M. Foissac, le choléra a
reparu non-seulement dans les mêmes pays, les mêmes
villes, mais dans les mêmes maisons et jusque dans les
mêmes chambres qu'il avait ravagées en 1832... Ainsi à
Leith le choléra s'est de nouveau montré en 1848 dans les
mêmes maisons qu'en 1832. A Pollockshaws, la première
victime habitait la chambre et le lit de celle qui fut frappée
la première en 1832. A Groningue, deux maisons seulement
furent atteintes dans les bas quartiers en 1832, et seules
encore elles l'ont été en 1849. Des faits semblables se sont
renouvelés en divers pays. » Comment les expliquer dans
l'hypothèse de la contagion? Comment s'arrange-t-elle, avec
sa transmission toute simple d'individu à individu, de ces
sortes d'aimants ou au contraire de repoussoirs vis-à-vis de
la cause morbifique?

M. Blondel, si exact observateur des épidémies de Paris,
conclut que la cause inconnue du choléra est « plus adhé-
rente aux lieux qu'aux personnes. » Des recherches très-
intéressantes ont été dirigées dans ce sens par un de nos
savants confrères, le docteur Fourcault; selon lui, les ter-
rains d'alluvion et de transport offrent les conditions les plus
favorables au développement du fléau, surtout lorsque l'humidité imbibe le sol... La craie serait au nombre des couches
qui s'opposent à la libre propagation de l'épidémie. Larrey
fait la remarque[1] que les habitants voisins des sources
thermales sulfureuses étaient préservés des épidémies qui
régnaient dans la contrée; les bestiaux étaient préservés
des épizooties. Aussi recommande-t-il de brûler du soufre.

---

[1] *Mémoire sur le choléra*, p. 17, note.

On a cité des localités riches en minerais de cuivre, par
exemple, ou de mercure, telle que la ville d'Idra, d'autres
où l'on manie en grand le charbon et qui ont été préservées. Ce sont des observations de ce genre qui peuvent
servir et qui ont déjà servi de point de départ à des essais
thérapeutiques. L'étude sérieuse de ces questions, des conditions inhérentes, soit à l'atmosphère, soit au sol, et qui
sont aptes à favoriser ou au contraire à arrêter le développement de l'épidémie, cette étude est certes de nature à
tenter le zèle des médecins physiciens; on est en droit d'en
attendre des résultats plus satisfaisants que ceux qu'ont
donnés jusqu'ici les mesures prophylactiques que l'on a
opposées au fléau indien.

La déduction théorique à tirer des faits que nous avons
cités, nous semble pour ainsi dire forcée; c'est qu'en dehors de la transmission directe d'individu à individu, il y
a un autre mode de propagation bien plus général, plus
subit, frappant à la fois des individus éloignés les uns des
autres. Il paraît dépendre de principes infectieux répandus
dans l'atmosphère et qui ont besoin pour se développer de
conditions locales particulières.

Nous avons cité plus haut les conclusions analogues expri-
mées par Double, Larrey. « Il est sûr, disent MM. Littré et
Robin[1], que le choléra se propage par la voie miasmatique.
En dessous de cette voie, il y en a une autre qui paraît être
la contagion; c'est ce qui résulte de l'observation des petites localités... Mais cette contagiosité est peu intense, et
dans tous les cas subordonnée à la propagation miasmatique. »

D'après Bini et Buffalini[2], « le choléra est essentiellement
engendré par des influences telluriques et atmosphériques;

---

[1] *Dictionnaire de Nysten*, 10ᵉ édit., 1855, p. 274.
[2] *Union médicale*, 31 octobre 1865, p. 497.

il ne devient *contagieux qu'accidentellement*, jamais cependant à la manière des maladies virulentes, mais bien d'après les conditions ordinaires des affections miasmatiques ou infectieuses. »

A Marseille même, au centre des croyances traditionnelles à la contagion, les deux médecins dont nous avons cité l'intéressante étude sur la dernière épidémie, MM. Laugier et Ollive disent expressément (p. 19): « Nous ne pouvons nous refuser à admettre qu'une atmosphère toute particulière, entourant les passagers, les marchandises, remplissant la cale des navires, qu'une atmosphère chargée de miasmes cholériques est venue se mêler à la nôtre et surtout infecter les quartiers voisins des ports. » Est-il absolument nécessaire que ces miasmes soient tenus emprisonnés à fond de cale? Ne peuvent-ils voyager autrement? Est-il difficile de comprendre qu'ils soient portés par des courants d'air, non pas seulement à quelques kilomètres à la ronde, mais à une plus grande distance? Aussi, tout en admettant la contagion, ces auteurs concluent-ils (p. 107) que « le choléra n'est pas contagieux au même degré que les maladies réputées telles, » et à la dernière page (121) « cette maladie est infecto-contagieuse. »

Dans les leçons qu'il a faites dernièrement à l'Hôtel-Dieu, M. Barth[1] est arrêté pour admettre la propagation des miasmes, par la marche du choléra qui s'est montrée souvent contraire à celle des vents; nous avons répondu plus haut à cette objection. D'un autre côté, contre le transport par les individus, il objecte ce fait considérable de Lyon préservé entre Marseille et Paris; « il semble, dit-il p. 824, que ce sont des bouffées qui passent en certains lieux, ne touchant que quelques points sur leur passage. » Et plus loin (*Gaz. hebd.*, 1866, p. 36): « Le principe cholérique est

---

[1] *Gazette hebdomadaire*, 1865, n° 52.

transmissible, mais est-ce par contagion? *Non.* Le contact des vomissements, les piqûres anatomiques, le lait d'une nourrice ne le communiquent pas; *c'est plutôt par infection,* comme la scarlatine et la rougeole. »

Et encore l'assimilation du choléra à ces dernières maladies est-elle bien légitime? C'est auprès de son frère, ainsi que le fait si bien observer Dalmas, et non pas à une ou deux lieues, qu'un enfant est pris de l'une ou l'autre de ces affections. Pour la rougeole et la scarlatine, l'inoculation paraît avoir réussi, au moins quelquefois; or il est certain qu'on n'est jamais parvenu à inoculer le choléra.

Comme type de maladie franchement contagieuse, on peut prendre le typhus. Là les infirmiers, les officiers de santé, tout ce qui tient au service d'un hôpital, tombe successivement malade. Un corps d'armée qui en est atteint, contamine forcément tout ce qui est sur son passage; la marche du fléau est exactement indiquée par celle de cette armée. Ici point de ces bizarreries, de ces sauts inattendus que présente le choléra. Ce fait est incontestable, inexpliqué jusqu'ici; l'auteur du mémoire auquel je réponds, affirme en avoir trouvé la clef, et cela tout simplement, dans la seule bizarrerie des raisonnements de ses adversaires. Le piquant de cette qualification n'en prouve pas la justesse; en l'absence de motif plus péremptoire, nous persistons avec la presque unanimité des auteurs, à croire que le problème reste encore à résoudre.

V.

Il nous a paru inutile d'aborder des théories purement spéculatives et d'argumenter sur la valeur de ces deux mots qui ont fait naître tant de discussions, et qui ont servi de bannière aux deux camps : contagion et infection. Ce sont des faits, des faits précis que nous avons cherchés. Or leur étude nous semble démontrer que : si d'une part la transmission du choléra d'homme à homme doit être admise dans un certain nombre de cas, il est tout aussi nécessaire de reconnaître la propagation à grande distance de la cause épidémique, quelle qu'en soit la nature, qu'elle consiste ou non dans des principes assimilables aux ferments, que ceux-ci proviennent de leur source primitive sur les bords du Gange ou des foyers qu'ils ont successivement créés. Cette cause morbifique, disons-nous, est susceptible d'agir loin de ces foyers, sans le secours de personnes qui lui servent de véhicule, et de reproduire la maladie sur les organismes et dans les lieux aptes à en recevoir l'influence.

Cette distinction est-elle sans but ou au contraire entraîne-t-elle des conclusions pratiques? C'est ce qu'il nous reste à examiner.

« L'école contagioniste exige, » dit-on [1] :

1° L'isolement des malades. Il n'est aucun médecin qui ne recommande aux personnes dont la présence est inutile, de s'abstenir de séjourner auprès des cholériques; c'est donc une mesure bonne à suivre tant qu'elle est possible; dans une grande épidémie elle devient, hélas! bien difficilement praticable. Dans les hôpitaux, il est sage aussi de ne point mêler les cholériques aux autres malades; aussi lors de la dernière épidémie à Paris, a-t-on créé dans chaque hôpital des services spéciaux.

2° La fermeture ou du moins la désinfection des logements occupés par les malades. Nous recommanderions également cette mesure. Et cependant est-il bien démontré que le chlore, par exemple, qui a été le plus employé, ait une efficacité réelle contre le miasme cholérique? On sait comment les assertions de M. Nonat ont été contredites par M. Chauffard. Il n'existe, disent MM. Gérardin et Gaimard,

---

[1] *Gaz. méd. de Strasb.*, janvier 1866, p. 7.

entre le chlore et l'agent producteur du choléra, aucune combinaison propre à neutraliser son influence ; cela résulte de l'expérience des médecins russes, prussiens et autrichiens. L'Académie de médecine[1] « croit devoir signaler les inconvénients ou tout au moins la nullité d'action de quelques prétendus préservatifs. En tête de ces moyens, elle placera le camphre, qui a trop souvent exercé des impressions nuisibles; il faut juger de même tous les vinaigres. Les chlorures, sous toutes les formes, répandus en profusion partout, ont souvent fait du mal..., et, d'un autre côté, il serait difficile de citer des cas bien avérés de leur utilité prophylactique. » Le chlore est inutile, dangereux, dit à son tour Magendie[2]; l'illustre physiologiste cite une fabrique située près Paris, où tous les ouvriers, employés à la préparation du chlore, ont péri pendant l'épidémie. Paris et Marseille ont été dernièrement inondés de chlore : quel en a été le résultat?

3° L'éloignement aussi prompt que possible des cadavres. Rien ne prouve l'utilité spéciale de cette mesure pour le choléra. Si des personnes ont été atteintes par l'épidémie après avoir suivi l'enterrement d'un cholérique, est-ce pour l'avoir suivi? M. Longet faisait remarquer que, « en 1832, un grand nombre d'élèves, après avoir consacré plusieurs heures au service des malades, passaient le reste de la journée dans les salles d'autopsie où se trouvaient entassés des centaines de cadavres; aucun ne contracta la maladie par ce fait. »

4° La purification et le renouvellement fréquent de l'air autour non-seulement des malades, mais des personnes en santé. C'est encore un précepte d'hygiène générale. Et pourtant, dans une épidémie de choléra, la ventilation est-elle

---

[1] Double, Deuxième Rapport, p. 31.
[2] Ouvr. cité, p. 246.

bien avantageuse[1]? Pour qui connaît Constantinople, quoi de mieux exposé, de mieux ventilé que Thérapia, qui a été décimé? A la Guadeloupe, l'épidémie sévit avec une intensité particulière au Morne Lalane, « hauteur verdoyante, toujours rafraîchie par la brise d'est, et dont les conditions de salubrité sont les meilleures qu'il se puisse désirer. » Au Havre, en 1832, M. Lecadre[2] nous apprend que les rues qui comptèrent le plus de cholériques furent précisément les plus larges et les mieux aérées. A Paris, dans l'épidémie de 1849, aucun des employés de la voirie de Montfaucon n'a été atteint.

5° (Je réserve pour la dernière la cinquième des prescriptions qui me semble mériter une attention particulière.)

6° La désinfection minutieuse des colis et même des dépêches — conformément aux bonnes et anciennes traditions des conseils quarantenaires. A ce sujet il y a une question préliminaire à poser. Comment opérerez vous cette désinfection? Connaissez-vous la substance capable de détruire le principe infectieux? Sera-ce le vinaigre comme pour la

---

[1] M. le docteur Max Simon (*De la préservation du choléra épidémique et d'une hygiène spéciale applicable au traitement de la maladie réalisée.* Paris 1865) tire de ses recherches la conclusion que c'est surtout le mouvement, la locomotion et la *respiration du grand air* qui attirent et répandent le choléra; il prescrit en conséquence une sorte de vie recluse, une respiration pour ainsi dire limitée; il ne veut qu'on ouvre ni trop largement ni trop fréquemment la fenêtre.

Déjà Double, dans son deuxième Rapport, p. 18, attirait l'attention sur l'espèce de préservation dont avaient joui des colléges, des écoles spéciales, des maisons religieuses. Il est vrai qu'outre les conditions que recommande M. M. Simon, ces établissements en réalisaient d'autres, une vie bien ordonnée, sobre et régulière.

[2] *Histoire des trois invasions épidémiques de choléra au Havre*, 1863, p. 17.

peste? A Marseille on a employé le vinaigre phéniqué : est-ce pour cela qu'il n'y a plus eu de malades parmi les employés du bureau de la poste aux lettres? Quant aux colis, aux ballots de marchandises, ne connaissant ni le poison que vous les supposez recéler, ni son antidote, comment les traiterez-vous? L'exposition à l'air, le battage suffiront-ils pour en chasser les germes homicides? Que d'inconnues, que de doutes!

7° La destruction des effets de peu de valeur ayant servi aux cholériques et la désinfection radicale des autres; j'approuve entièrement ces mesures. Et encore si nous consultons le rapport des médecins d'Astracan, nous voyons qu'aux hôpitaux militaire et civil, les habillements employés pour les cholériques passèrent à d'autres malades, sans avoir été préalablement fumigués ni ventilés. Les surtouts et les capotes ne furent pas même lavés; et cependant ceux qui les portèrent n'eurent aucune atteinte de choléra[1]. Je crois très-avantageux les grands feux allumés à Marseille et renouvelés d'Hippocrate; s'ils ne brûlent pas tous les miasmes, ils servent dans les quartiers humides et malsains à établir des courants d'air. Je crois avec bien des médecins que le désempaquetage et le lavage des linges souillés mérite une attention toute particulière. De nombreux exemples ont prouvé le danger attaché au maniement de ces effets; on ne saurait donc user à cet égard de précautions trop minutieuses.

8° La désinfection des fosses d'aisance, excellente en principe; mais je le demanderai encore avec quoi? L'un de nos savants collègues, M. Hepp, déclarait dernièrement au Conseil d'hygiène qu'il n'avait aucune foi dans l'emploi du sulfate de fer, si apte à décomposer le sulfhydrate d'ammoniaque. Il conseillait contre les miasmes du choléra l'usage

---

[1] Gérardin et Gaimard, ouvr. cité, p. 70.

d'une solution de permanganate de potasse. Je crois qu'il est prudent d'éviter les fosses d'aisance qui ont reçu les déjections des cholériques. Le rapport fait à l'Intendance sanitaire du Bas-Rhin par son Comité médical, lors de la première invasion du choléra en France[1], conseillait déjà « d'éloigner surtout les déjections, qui sont peut-être le véhicule le mieux constaté du principe contagieux[2]. »

On le voit, presque toutes ces recommandations sages en elles-mêmes, sont ou d'une utilité douteuse contre le fléau indien, ou d'une extrême difficulté d'emploi, qui tient surtout à la complète ignorance où nous sommes de la nature du principe morbifique. «Il faudrait, dit encore la Commission de l'Académie[3], être arrivé à des notions précises sur la nature et sur le mode d'action de la cause efficiente spécifique du choléra, pour trouver des moyens

---

[1] *Instruction populaire sur le choléra*, p. 23.

[2] Un des faits qui semblent démontrer le mieux le danger que présentent, en temps d'épidémie, les émanations des fosses d'aisance, est celui que cite M. Lecadre dans son intéressante *Histoire des trois invasions du choléra au Havre*, 1863, p. 77. Jusqu'au 21 septembre (1854) bien des cholériques avaient été amenés à l'hôpital; aucun cas ne s'était déclaré dans l'établissement; tout à coup il s'en déclare deux. «Dans les jours qui avaient précédé, on s'était occupé de vider une fosse, et la négligence des ouvriers avait rendu cette opération beaucoup plus longue qu'elle n'eût dû l'être. De ce moment l'épidémie prit un caractère alarmant. Le 22, le 23, le 24, les cas de choléra nés dans l'hôpital furent excessivement nombreux; en douze jours on en compta 69, sur lesquels il y eut 38 décès. Après ce temps et subitement, tout reprit son caractère accoutumé; l'hôpital reçut encore du dehors *un grand nombre* de cholériques, mais aucun nouveau cas ne prit naissance dans l'établissement. Dans le quartier voisin, durant ces mêmes jours, on compta quelques choléras et surtout un grand nombre de cholérines. »

[3] Deuxième Rapport, 1832, p. 30.

efficaces de s'en garantir. » La prophylaxie du choléra ne
diffère guère jusqu'ici de celle qui pourrait être recomman-
dée contre le typhus, la peste ou la fièvre jaune. Ce n'est
pas à dire que nous repoussions toutes ces pratiques; nous
les conseillerions pour la plupart, malgré notre incertitude
sur l'efficacité de plusieurs des moyens mis en usage.

Parmi les prescriptions formulées, il en reste une que j'ai
réservée; c'est la cinquième, ainsi conçue : le soin de quit-
ter le voisinage trop rapproché des foyers contagieux. Comment faut-il entendre ce trop grand rapprochement? Deux
faits viennent nous l'apprendre : à Strasbourg on a vu, pendant les deux épidémies, se déclarer toujours des cas de
choléra dans les habitations très-rapprochées de l'hôpital
civil; et à Nice, M. Pantaleoni « a vu éclater à l'hôpital de
la Charité plusieurs cas de choléra, après qu'on eut confiné
dans *une petite maison*, située à 200 ou 300 mètres et au
vent dudit établissement, une centaine d'émigrants de Marseille. »

Voilà donc la loi et les considérants; et vous admettez
que vous faites assez pour préserver une population en
l'éloignant de 200 ou 300 mètres d'un foyer d'infection?
Vous l'admettez, quand chaque capitale, chaque ville,
chaque hameau a fourni la preuve du contraire; lorsque des
faits tels que j'en ai rapportés et que la science en compte
en grand nombre, nous forcent à reconnaître que les principes morbifiques peuvent être portés fort loin de leur foyer
d'origine? Pour l'épidémie de Breslau, que j'ai citée plus
haut, quand le fléau éclata dans la ville, les malades les
plus rapprochés étaient à 15 ou 20 milles [1] de distance.
D'après le rapport du Conseil médical d'Astracan, le choléra
apparut d'abord, à 100 verstes de la ville, sur le brick de
guerre le *Bacou*, arrivé de l'île de Sara, où l'épidémie ne

---

[1] Le mille allemand équivaut à peu près à 8 kilomètres.

régnait pas ; le bâtiment fut retenu dans la quarantaine de Sidlitz, et *pas un seul malade* ne pénétra à Astracan [1].

Comment ne voyez-vous pas que là est le point capital ? que l'éloignement à grande distance est la seule prophylaxie réelle, puisque malheureusement nous n'avons pas d'action directe sur le fléau indien ? C'est en maintenant les personnes saines à 200 ou 300 pas de distance d'un cholérique, dont vous aurez désinfecté autant que faire se peut les produits — car à cela se réduisent en définitive toutes vos mesures préventives — que vous croirez avoir « réhabilité devant les populations reconnaissantes la science médicale, » si désarmée hélas ! contre cette terrible épidémie ! Et « tandis que, par l'emploi de ces mesures, le contagioniste réussira à limiter les ravages du fléau », vous croyez réellement que « l'infectioniste n'a rien fait qu'à peu près deux millions de victimes depuis trente-trois ans ? » J'admire la foi robuste de notre confrère ; mais en vérité je doute que ses adhérents eux-mêmes partagent une aussi superbe confiance, et qu'ils pensent devoir charger de ces deux millions de victimes la conscience de leurs confrères partisans de l'infection, lesquels font à peu près tout ce que font leurs antagonistes en dehors de la question des quarantaines, et qui seulement croient à un danger de plus, à cette contamination soudaine dont le principe paraît contenu dans l'atmosphère et sur lequel nous n'avons point prise.

De ce qu'en pleine épidémie quelques personnes ont été préservées après avoir employé tel ou tel moyen, comme dans le fait intéressant du professeur Pettenkofer, vous en concluez qu'elles doivent leur salut à ces moyens ; qu'est-ce donc qui prouve qu'il en eût été autrement, si vous n'en aviez pas fait usage ? Comment peut-on perdre constamment

---

[1] *Du choléra en Russie, en Prusse et en Autriche*, par Gérardin et Gaimard, p. 75 et 67.

de vue cet argument? La même remarque est applicable à
l'isolement. Croyez-vous, par l'exemple d'individus ou de
localités qui se sont tenus à l'abri de tout contact avec les
cholériques ou seulement avec des provenances *suspectes*
(car ce sont des faits de ce genre qu'on a le plus souvent
cités), croyez-vous avoir donné la preuve positive que c'est
cet isolement qui les a préservés? Mais les preuves du contraire abondent.

Si vous aviez entouré Lyon d'un cordon sanitaire infran-
chissable, en admettant que cela fût possible, vous vous
seriez de même attribué le salut de cette grande ville, qui
heureusement s'est sauvée sans ces précautions illusoires.
En effet, personne n'a oublié ce qu'a valu en 1830 le triple
cordon sanitaire dans lequel on avait enfermé Moscou; cette
capitale vouée au malheur a payé son tribut au fléau, malgré les baïonnettes russes, et l'on sait si elles méritent confiance. Même cordon triple autour de Berlin, même succès.
Dans la Prusse orientale, où prévalait la crainte de la contagion, on établit partout des cordons et des lazarets; les
quartiers, les maisons, les hôpitaux étaient séquestrés; la
mortalité fut partout plus grande que dans les contrées voisines. Dalmas, qui a été observer l'épidémie sur les lieux,
cite de nombreux faits à l'appui. « C'est surtout à Danzig,
ajoute-t-il, qu'on a pu reconnaître les résultats de cette fu-
neste pratique. On n'y avait négligé aucune précaution:
cordon hors de l'enceinte, cordon sur le port, lazaret, sé-
questre des maisons infectées, tout fut mis en usage. Eh
bien! on eut jusqu'à 1010 morts sur 1387 malades, propor-
tion qui n'a été nulle part aussi forte. »

Que l'on ferme un port à un bâtiment provenant d'un
pays infesté de choléra, je le comprends, puisque l'importation est possible. Mais retenir ce bâtiment en une quarantaine, dont la durée ne saurait encore être rigoureusement
déterminée, à la distance de 1 mille ou deux du port, est

insuffisant. Si le choléra est à bord, un éloignement bien plus grand ne mettra pas sûrement la ville à l'abri de la contamination par l'atmosphère.

De toutes les mesures préventives, la seule qui offre des chances de succès, est celle dont notre pays a eu l'heureuse initiative, et qui consisterait à essayer de tarir dans sa source primitive le terrible fléau. Les difficultés politiques qui peuvent y mettre obstacle, seront-elles surmontées ? Si même l'Angleterre entre dans ces vues, la science moderne, par les grands travaux d'assainissement qu'elle entreprendra, triomphera-t-elle du mal ? Le monde civilisé tout entier doit former des vœux ardents pour le succès d'une telle entreprise.

Des faits qui précèdent je crois pouvoir tirer les conclusions suivantes :

Il y a lieu d'admettre la transmission du choléra d'individu à individu dans certaines conditions ; mais il existe un mode de propagation plus général, dans lequel le principe épidémique paraît se transmettre à distance par l'intermédiaire de l'atmosphère, et produire ses effets dans les lieux qui présentent des conditions particulières, favorables à son développement.

Inspirer aux populations une croyance absolue à la contagiosité du choléra, c'est répandre parmi elles la terreur avec les tristes résultats que l'expérience nous a fait connaître ; leur conseiller de se borner à fuir le voisinage trop immédiat d'un foyer d'infection, c'est leur donner une trompeuse sécurité.

Dans une localité infectée par l'épidémie, on doit suivre toutes les règles d'une sage hygiène ; on emploiera les moyens désinfectants particulièrement à l'égard des déjections des cholériques, du linge qui les a reçues, des fosses d'aisance.

Enfin on s'éloignera autant que possible, non pas de tel malade, près duquel on peut être retenu par des raisons puissantes, et dont le contact est généralement exempt de danger, mais du quartier, de la ville, de la contrée contaminée.

Donner ce dernier avis, le seul malheureusement qui ait jusqu'ici une valeur absolue, c'est rendre plus de service aux populations qu'on ne le fait en leur inspirant à la fois et une crainte exagérée du contact des malades et la fausse sécurité qui résulterait d'un éloignement insuffisant des foyers d'infection.

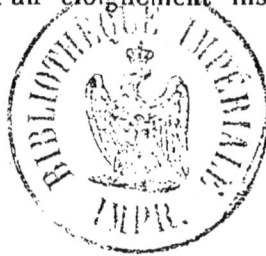

www.ingramcontent.com/pod-product-compliance
Lightning Source LLC
Chambersburg PA
CBHW060451210326
41520CB00015B/3908